Sénac

Réponse

À

QUELQUES OBJECTIONS

PRÉSENTÉES PAR MM. MONFALCON ET DE POLINIÈRE

SUR

L'ÉCOLE DE MÉDECINE

ET DE PHARMACIE.

Dans leur ouvrage de la Salubrité.

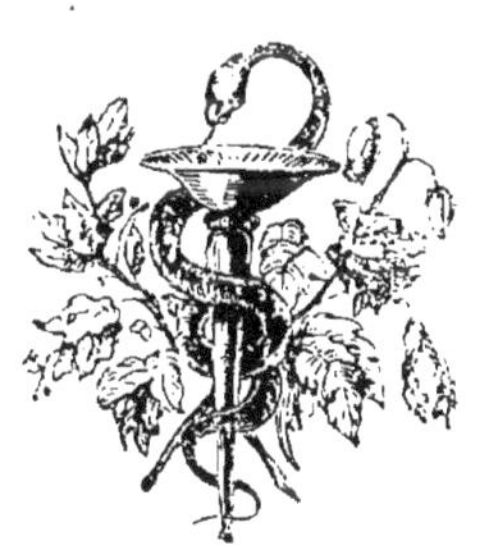

LYON,

IMPRIMERIE DE DUMOULIN ET RONET,

Quai Saint-Antoine, 33.

1846.

Réponse

A

QUELQUES OBJECTIONS

PRÉSENTÉES PAR MM. MONFALCON ET DE POLINIÈRE

SUR

L'ÉCOLE DE MÉDECINE

ET DE PHARMACIE.

Dans leur ouvrage de la Salubrité.

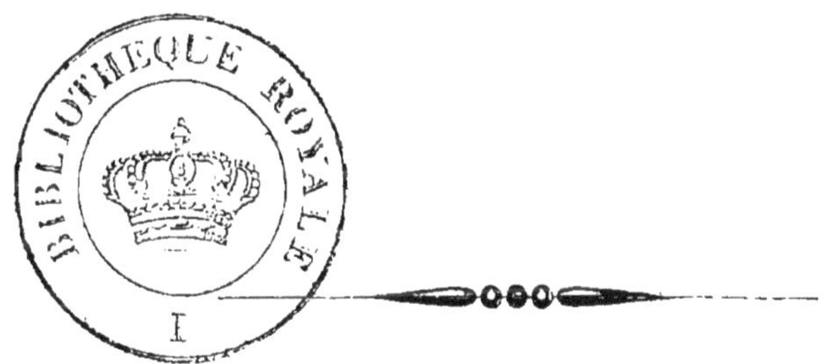

LYON,

IMPRIMERIE DE DUMOULIN ET RONET,

Quai Saint-Antoine, 33.

1846

Lyon. — Imp. de Dumoulin et Ronet.

RÉPONSE

A

QUELQUES OBJECTIONS

PRÉSENTÉES PAR MM. MONFALCON ET DE POLINIÈRE

SUR

L'ÉCOLE DE MÉDECINE ET DE PHARMACIE,

Dans leur ouvrage de la Salubrité.

Un ouvrage, sur la salubrité dans les grandes villes, renferme plusieurs fausses assertions concernant l'Ecole de Médecine et de Pharmacie, surtout dans ses rapports avec l'Hôtel-Dieu. Notre devoir est de faire connaître la vérité, de dévoiler les erreurs graves échappées au talent de MM. les docteurs Monfalcon et de Polinière.

On lit à la page 146 :

« C'est bien, sans doute, de faire servir l'enseigne-
« ment clinique à l'avancement de l'art de guérir. il

« est certainement juste que les hôpitaux rendent à la « société en instruction médicale ce qu'ils lui coûtent en « dépenses ; mais où est la nécessité auprès les salles « des malades d'amphithéâtres pour les dissections? « Ne sont-ils pas, quelque bien tenus qu'ils puissent « être, des foyers d'émanations putrides de l'espèce la « plus délétère. Un cabinet, bien dallé et bien ventilé, « pour les autopsies, est tout ce qu'une administration « sage doit permettre. Nous n'avons certes pas la pensée « de gêner par des entraves l'enseignement de l'anatomie; « mais nous ne voulons pas que l'éducation des élèves « se fasse aux dépens des malades. Tout foyer d'infec- « tion dans un hôpital, doit être pourchassé avec une « infatigable vigilance, quel que soit son nom. Avant « toute chose, la salubrité de l'air ; aucune concession « n'est possible sur ce point. »

Le seul pavillon de dissection que possède l'Ecole de Médecine et de Pharmacie a huit mètres carrés sur sept de hauteur; ses quatre parois présentent vingt fenêtres, d'un mètre et demi d'élévation. Il y a cinq ventilateurs au niveau du sol. Les eaux y arrivent en abondance par neuf robinets et une pompe à gros calibre.

Ce pavillon, très-éloigné des malades, s'ouvre le 2 novembre et se ferme le 30 mars ; l'étudiant y est admis depuis neuf heures jusqu'à cinq.

Les dissections sont donc suspendues sept mois de l'année ; pendant ce temps, aucun élève ne peut entrer dans le sanctuaire consacré à cette étude. Sous aucun prétexte, nous ne dérogeons au règlement qui nous guide (1), et notre sévérité, à cet égard, est telle que, malgré nos regrets, nous refusons à nos disciples, candidats du concours pour l'internat, la permission de disséquer pendant les derniers jours d'octobre. Bien plus, cet automne, nous avons renvoyé les expériences concernant l'injection du sulfite de soude dans les corps, pour s'opposer, dit-on, à leur décomposition. M. le ministre, qui nous avait demandé ce travail, a approuvé le renvoi de nos épreuves au mois de décembre.

Ainsi, à l'Ecole de Lyon, l'anatomie n'est cultivée que pendant les froids les plus rigoureux; encore, devons-nous faire remarquer que l'étude d'une partie de cette science ne nécessite pas des cadavres.

Ce n'est pas tout; l'abondance des sujets et la facilité de s'en procurer nous donnent l'avantage de ne les garder que peu de temps, surtout quand la température augmente. Aussi, chaque jour, dès que les élèves se sont retirés, les emballages se font avec toutes les précautions possibles. Matin et soir, le pavillon de dissection et son corridor vaste et aéré sont lavés à grande

(1) C'est le Conseil royal et le préfet de police de Paris qui ont rédigé ce règlement, sur les indications données par la Faculté de médecine et le Conseil de salubrité de la Seine.

eau et séchés promptement par une ventilation incessante (1). Les macérations, d'où se dégagent beaucoup de matières infectes, sont proscrites ; nous les avons reléguées à la campagne, dans un lieu isolé.

Lorsqu'une pièce cadavérique est portée dans l'amphithéâtre des leçons pour l'enseignement de l'anatomie ou de la médecine opératoire, aussitôt la démonstration terminée, cette pièce est enlevée et remise à l'employé chargé de son transport.

Nous le répétons, à notre Ecole, les dissections et les opérations sur les cadavres ne sont tolérées que pendant les cinq mois d'hiver ; de plus, elles sont soumises à toutes les rigueurs bien ordonnées du règlement universitaire ; elles ne peuvent donc être nuisibles, comme le prouve l'état satisfaisant de nos disciples, dont la santé nous est chère et sur laquelle notre devoir est de veiller avec toute la tendresse paternelle.

Veut-on s'assurer de la sincérité de nos paroles, interrogeons le passé ; il rappellera que jamais objection

(1) Article 31 du règlement cité :

« Le garcon du pavillon de dissection le tiendra cons-
« tamment dans le plus grand état de propreté. Tous les
« jours, avant et après l'arrivée des élèves, ce pavillon sera
« lavé à grande eau et promptement séché.

« L'air y sera sans cesse renouvelé.

« Chaque jour, les débris cadavériques seront soigneuse-
« ment enlevés et emballés. »

ni reproche ne nous ont été adressés; puis pénétrons dans l'intérieur de l'établissement, quelqu'inattendue que soit cette visite, on y trouvera en vigueur les nombreuses ressources que l'hygiène et la chimie fournissent pour l'assainissement; en outre, on y verra régner le silence et l'ordre le plus parfait; enfin, tout ce qui doit procurer la salubrité, assurer les études et la bonne conduite des élèves.

Dans l'intention d'obtenir continuellement ces résultats satisfaisants, le chef des travaux anatomiques et les prosecteurs veillent assidûment avec nous.

Aussi, quand le pouvoir, voulant être bien renseigné, nous a soumis à des inspections universitaires, on lui a toujours signalé l'Ecole de Lyon, comme marchant d'un pas ferme dans la voie du progrès, et donnant une instruction aussi complète que féconde.

« Pourquoi, » disent MM. Monfalcon et de Polinière page 459, « aurait-on supprimé la boucherie, située « au nord, si l'on trouve bon d'introduire sur le point « opposé de l'édifice, c'est-à-dire dans un lieu plus « rapproché des malades et beaucoup plus enclavé entre « les corps de bâtiments, des foyers délétères bien au- « trement redoutables, des amphithéâtres nombreux de « dissection ! »

Parallèle étrange, auquel on ne peut ajouter foi; car notre salle de dissection n'est pas de création moderne, elle existe depuis bien des années, et, comme nous l'avons déjà dit, elle est tenue de manière à n'inspirer aucune crainte pour la salubrité ; enfin, elle reste fermée depuis le 30 mai jusqu'au mois de novembre, et jamais pendant ce temps n'y fut introduite aucune pièce anatomique, fraîche ou sèche. Tandis que la vaste boucherie et ses exploitations secondaires, qui naguère entouraient l'hôpital général, étaient en activité toute l'année, quelle que fut l'ardeur de l'été.

Dans ces établissements, il existait sans cesse des encombrements de bestiaux morts ou vivants, des cloaques remplis de matières putrides, du sang coulant à flots ou coagulé en masses considérables; là, s'opérait la fonte des suifs et des graisses; là, s'étalaient les triperies et leurs macérations corrompues, les boyauderies et des amas de peaux putréfiées ; en un mot, les dépouilles d'un nombre infini d'animaux s'y trouvaient réunies et conservées longtemps.

Tout cela était entassé dans plus de cent locaux resserrés, malpropres, annexés les uns aux autres ; ce qui formait autant de foyers méphitiques dangereux ; d'où une odeur infecte et pénétrante s'exhalait en tout temps, mais surtont pendant les grandes chaleurs (1). Et pour-

(1) MM. Monfalcon et de Polinière se félicitent avec raison de la suppression de la boucherie, établissement insalubre, mais pourquoi disent-ils, page 222 :

« Les chantiers d'écarrissage sont rangés dans la pre-
« mière classe des établissements insalubres, non que leurs
« émanations soient en aucune façon malfaisantes et nui-

tant voilà ce que MM. les auteurs des articles cités considèrent comme moins redoutable que les pavillons de dissection.

Il est donc certain que les mesures d'ordre et de salubrité imposées à notre établissement, sont méconnues de MM. les docteurs Monfalcon et de Polinière. En outre, il est probable qu'ils croient que les salles d'anatomie de l'Hôtel-Dieu sont du domaine de l'École, puisqu'à la page 459, ils parlent « d'amphithéâtres nombreux de dissection (1). » Mais nous n'avons aucun droit sur ces amphithéâtres, nous n'y entrons même pas ; ce sont 1° le dépôt des morts, 2° la salle des autopsies, 3° la morgue où se fait la levée des corps que réclame le médecin légiste, 4° la salle de dissection des internes, 5° les cabinets nécessaires aux chirurgiens en chef pour leurs recherches

« sibles à la santé de l'homme, mais à cause de l'extrême in-
« commodité.» Et p. 223 : « Nous avons dit que les émana-
« tions des chantiers d'écarrissage, incommodes et désa-
« gréables au premier degré, n'avaient absolument rien de
« malfaisant ; rien n'est mieux constaté : cette observation
« s'applique à toutes les émanations des matières organi-
« ques putréfiées. Les ouvriers écarrisseurs jouissent d'une
« fort bonne santé et vivent fort longtemps. »

(1) Il était si facile de prendre des renseignements ; nous les aurions donnés sûrs et précis, et nous aurions su gré de la convenance.

anatomiques, leurs manœuvres opératoires, et la macération des pièces pathologiques qu'ils veulent conserver.

Mais hâtons-nous de le dire, dans ces amphithéâtres de l'Hôtel-Dieu, il se fait des travaux organographiques de la plus haute importance, travaux qui ne peuvent avoir lieu autre part, et que jamais personne n'aura l'idée d'éloigner; car ce serait les supprimer. Toujours l'humanité et la science seront forcées de les tolérer, non-seulement pendant l'hiver, mais encore chaque jour, pendant toutes les saisons (1).

A l'Hôpital militaire, où l'on étudie l'organographie d'une manière approfondie, où l'anatomie pathologique est cultivée avec succès, les amphithéâtres, le dépôt des morts, les salles d'autopsie et de dissection sont conti-

(1) Si nous ajoutons aux émanations délétères qui, pendant les chaleurs, se dégagent des salles de dissection de l'Hôtel-Dieu, les émanations putrides qui existent toujours en grande abondance là où se trouvent de nombreux malades, il sera évident que c'est l'hôpital qui pourrait avoir une influence insalubre et funeste sur l'Ecole.

« Rien n'est plus redoutable que les miasmes que dégage « sous toutes les formes la population des grands hôpi- « taux; » disent MM. Monfalcon et de Polinière, page 140. « Bien tenu, un hospice peut être toléré dans l'enceinte des « villes, quoiqu'il ne soit jamais complètement inoffensif. » *Idem*, page 146.

gus à ce bel établissement. Pourquoi est-il donc affranchi des dangers que le voisinage de l'École de médecine fait courir à l'Hôtel-Dieu? Assurément, proclamer la salubrité de l'un, c'est justice (1); mais signaler l'autre comme « un foyer d'infection qu'on doit pourchasser « avec une infatigable vigilance », c'est un langage qu'on pourrait supposer dicté par l'irritation; car nous sommes, avec l'Hôpital militaire, dans les mêmes conditions d'air, de position et de quartier; nous avons également des eaux abondantes, la proximité du Rhône, une ventilation bien entendue, et, à notre disposition, les ressources nombreuses de l'hygiène et de la chimie, dont nous usons largement.

A Lyon, où l'anatomie jouit depuis longtemps d'une brillante renommée, l'Hôtel-Dieu et la Charité ont toujours été les seuls théâtres de l'enseignement et des progrès de cette science. Toujours ces hôpitaux ont

(1) « Près de la chapelle, on a bâti, conformément aux « prescriptions de l'hygiène, un pavillon isolé qui contient « le dépôt des morts, l'amphithéâtre et les salles de dissec- « tion..... Des dalles en pente et favorables à l'écoulement « des eaux, qui sont fournies en abondance par plusieurs « fontaines, une bonne ventilation et une très-grande pro- « preté habituelle, affranchissent ce local des inconvé- « nients qu'il pourrait avoir en lui-même et lui ôtent toute « influence insalubre sur le voisinage. » Monfalcon et de Polinière, page 504.

abandonné à l'École les ressources inépuisables qu'ils offrent pour l'étude si importante de l'organisation de l'homme, et toujours ils n'ont eu qu'à s'en applaudir; car un tel état de choses n'a jamais soulevé la moindre plainte.

A Paris, on se livre avec ardeur aux dissections, aux manœuvres des opérations et à de nombreuses expériences organiques. Ces études sérieuses que la science poursuit, se font dans tous les hôpitaux, et spécialement à l'École pratique, bâtiment élevé dans un quartier très-populeux, en face de la Faculté de médecine, à côté de l'hospice de la Maternité.

A Montpellier, où le froid est si court et si modéré, les dissections durent cinq mois; elles ont lieu dans des salles placées au-dessous du niveau du sol, et entourées par de belles maisons; encore la pénurie des cadavres contraint-elle les étudiants de les garder longtemps. Cependant l'arrondissement de Montpellier où est située la Faculté de médecine, s'est toujours félicité d'une telle possession. On se rappelle l'inquiétude des habitants, toutes les fois qu'il s'est agi de fermer cette antique et célèbre institution.

Partout en France, même en Europe, dans toutes les villes où sont établies des Ecoles de médecine, leurs cliniques et leurs pavillons anatomiques se trouvent dans l'hôpital le plus vaste et le plus peuplé. Du reste, il ne peut en être autrement, vu l'importance de l'anatomie et des leçons au lit des malades; études auxquelles toutes les administrations prêtent leur appui, afin d'assurer à la société le bienfait d'une médecine éclairée par l'observation et l'expérience (1).

Ainsi, quoi qu'on objecte, un hôpital renfermant en abondance de puissants moyens d'instruction, sera toujours le principal sanctuaire de l'enseignement médical.

D'abord, de nombreux élèves internes y sont logés et nourris; ils y ont leurs amphithéâtres, leur salle de dissection (2), et le service qu'on leur confie est pour eux une source intarissable d'études pratiques. Les élèves externes y passent une grande partie de leur temps; le stage et les pansements les obligent d'y être matin et soir: de plus, ils assistent aux cliniques, aux opérations, aux autopsies, et ils prennent en note les observations les plus remarquables. Il faut donc, pour ne pas les éloigner de ces foyers d'instruction, ne pas mettre à une trop grande distance l'enseignement des autres branches importantes de l'art de guérir.

Ces diverses considérations d'une part, de l'autre la difficulté de transporter les morts dont les étudiants ne peuvent se passer, nous donnent la certitude que

(1) « Il est certainement juste, » disent MM. Monfalcon et de Polinière, « que les hôpitaux rendent à la société « ce qu'ils lui coûtent en dépenses. » Page 145.

(2) Le 5 octobre, il y avait onze cadavres dans la salle de dissection des internes de l'Hôtel-Dieu.

si l'on avait placé l'École de Lyon dans une autre partie de la ville, on aurait bientôt ramené tous les travaux anatomiques au grand Hôtel-Dieu. La même chose n'est-elle pas arrivée à Strasbourg, où les dissections ont fini par s'établir à l'hôpital civil, éloigné d'un kilomètre de la Faculté de médecine.

Certainement il n'existe aucune institution humaine au faîte de la perfection. Mais publier que l'Ecole de médecine et de pharmacie « porte préjudice à l'abon-« dance des secours et à la salubrité des hôpitaux (1), » n'est-ce pas une accusation injuste, d'autant plus étonnante qu'elle part de deux médecins haut placés dans la science. Ne sait-on pas que l'agrandissement d'un hôpital doit enfin avoir des bornes (2), qu'il faut se garder de mettre des malades sur la rue la plus bruyante de notre grande et

(1) Page 460.

(2) MM. Monfalcon et de Polinière déplorent comme un malheur, comme un fait de l'ignorance des lois de l'hygiène, l'étendue démesurée que la générosité de nos pères a donnée à l'Hôtel-Dieu.

« Le plus grand des hôpitaux ne devrait pas renfermer « plus de 4 à 500 malades. » Page 156.

« Une telle agglomération de malades, déjà très considé-« rable, ne saurait être accrue sur un même terrain, dans « un même local, sans imprudence, sans danger. » Page 465.

populeuse cité (1). Depuis longtemps, on le sait également, les convenances de l'Hôtel-Dieu et de l'Ecole se concilient d'une manière heureuse, leur rapprochement facilite les services importants qu'ils doivent mutuellement se rendre; on sait surtout qu'à notre institution, créée dans l'intérêt des hôpitaux, l'étude de l'anatomie ne présente aucun des dangers si légèrement signalés, et qu'elle offre toute sécurité aux adeptes et à leurs familles.

Que peut-on désirer de plus ? Toutefois, nous avons encore à présenter un argument qui lèvera tous les doutes et rassurera ceux qui ne sont pas initiés aux projets à venir.

Dans l'édifice, dont la construction entière a été arrêtée par le conseil général des hospices (2), les salles de dissection et leurs dépendances, organisées avec toutes les garanties que peut désirer la salubrité, occuperont une immense étendue de l'étage le plus élevé. Dès-lors, les habitations voisines, d'une hauteur moindre, se trouveront complètement à l'abri des miasmes qui, malgré nos soins, pourraient parfois s'échapper. Aussi, c'est là qu'un jour seront relégués tous les travaux

(1) « Un hôpital devrait être éloigné complètement du « bruit des rues, si incommode aux malades. » Page 147.

(2) Séance du 30 décembre 1844.

d'anatomie normale et pathologique que nécessite impérieusement le service médico-chirurgical de l'Hôtel-Dieu, un des services les plus considérables de l'Europe.

A la page 459 de l'ouvrage de MM. Monfalcon et de Polinière, nous trouvons ces paroles :

« On prétend installer une Faculté de médecine sur « une portion du périmètre de l'Hôtel-Dieu ! Y a-t-on « bien pensé ? Est-il besoin de démontrer que l'exiguité « du terrain affecté à cette destination est absolument « insuffisante ? que l'on aura beau entasser des pierres « pour multiplier les corps des bâtiments sur un trop « petit espace, on ne fera rien de convenable et qui soit « digne de la deuxième ville du royaume ? que les pe- « tites cours obscures, humides, malsaines, de ce nou- « vel édifice, en rendront l'habitation intolérable ? car « c'est là que vous placerez les dépendances obligées « d'une école : les amphithéâtres de dissection. Après « avoir dépensé beaucoup d'argent pour dénaturer, « gâter la partie méridionale de l'Hôtel-Dieu, on ne « tarderait pas à l'abandonner. Comment, en effet, « peut-on croire qu'une Faculté soit possible sur ce « étroit emplacement ? Mais, pour nous, il s'agit beau- « coup moins de l'Ecole éventuelle que de l'Hôtel- « Dieu. »

Afin d'apprécier combien ce tableau est inexact, il suffit de jeter un coup d'œil sur le plan artistement tracé de la Faculté de médecine.

Avant tout, faisons remarquer que le périmètre sur

lequel doit s'élever cette construction comprend en largeur, de l'est à l'ouest, 64 mètres 92 centimètres, et en profondeur, du midi au nord, 42 mètres 91 centimètres.

Sur des proportions aussi considérables, l'édifice aurait deux belles façades, l'une au midi, l'autre au nord. Au rez-de-chaussée serait un vestibule grandiose et huit ou dix locations particulières.

Au premier et au second étage qui seront desservis par de larges galeries à voûtes imposantes, se trouvent déjà la salle d'Orléans, le vaisseau pour la bibliothèque, le cabinet de lecture, celui du bibliothécaire, le logement du directeur et diverses pièces pour les collections.

La démolition de la maison des internes aura pour avantage d'agrandir l'amphithéâtre de chimie et de pharmacie, ainsi que le laboratoire et sa grande cour, qu'on a tort de trouver obscure et malsaine.

Avec un tel arrangement, le local dont l'Ecole a la jouissance, quoique laissant quelque chose à désirer, suffirait, à la rigueur, pour recevoir un enseignement de premier ordre, et cependant il constitue à peine le tiers du bâtiment.

Dans la partie encore à édifier, il y a d'immenses lo-

(1) Ce vestibule a 17 mètres de profondeur, 20 mètres de largeur; il présente trois belles ouvertures sur la façade.

caux qui satisferaient à tous les besoins présents et futurs : on y logerait dignement le corps des internes, ainsi qu'on en avait eu la pensée.

Plus loin se trouverait une cour spacieuse, carrée, entourée par une belle galerie à arcades (1) ; au fond de cette cour, à l'abri du tumulte continuel de la rue (2), s'élèverait un grand amphithéâtre demi-circulaire, pouvant contenir environ 1,000 auditeurs. Au-dessous de cette enceinte, on établirait le secrétariat, les archives, les salles des actes et des réceptions.

Les combles à plafond vitré recevraient des préparations anatomiques et pathologiques; on y placerait aussi de vastes salles de dissection, avec leurs cabinets et leurs dépendances nécessaires.

Ainsi, cette construction d'une belle architecture, quoique sans ornements, présenterait toutes les dispositions intérieures que réclame sa destination, et elle répondrait largement aux nombreuses exigences d'un enseignement transcendant. Partout, l'air, la lumière et le soleil y arriveraient en abondance; partout il y aurait

(1) Cette galerie a 64 mètres de circonférence, 6 mètres 80 centimètres de hauteur, 2 mètres 43 centimètres de largeur.

(2) Dans l'étroite rue de la Barre, il circule ordinairement 2,500 personnes par heure; le jour, il passe 1,500 voitures, et la nuit près de 100.

de l'espace, des dégagements aisés et des promenoirs utiles. Tous ceux qui ont étudié ce beau plan proclament, comme nous, qu'il honore ses auteurs et qu'il est en rapport avec l'étendue de la science, la dignité de l'art, et l'importance de la seconde capitale du royaume. On peut aller plus loin et dire que cette création rivaliserait avec les établissements de ce genre les plus convenables et les plus majestueux.

Annexé au plus magnifique hôpital de France, près de plusieurs autres hospices non moins remarquables, l'étudiant, sans se déplacer, peut acquérir dans son art tous les degrés de la théorie et de la pratique ; il peut faire à la fois un service utile aux malades, et assister régulièrement aux leçons de l'École. Bien plus, une telle position permet d'exercer sur lui une surveillance active et continuelle. Des courses nombreuses ne lui fournissent pas l'occasion de s'écarter de ses devoirs ; il peut se livrer plus assidûment au travail, et éviter la dissipation toujours à redouter au jeune âge.

Le Conseil municipal et le Conseil des hospices, autorités compétentes, n'adoptèrent qu'après de sérieuses réflexions ce plan aujourd'hui si injustement critiqué. Sa beauté, ses convenances lui obtinrent promptement l'approbation des ministres de l'instruction publique et de l'intérieur ; le conseil des bâtiments lui fit ensuite subir quelques légères modifications et l'adopta. Enfin, le 9 novembre 1844, une partie de ce monument, que réclamait depuis longtemps dans notre ville l'enseignement des sciences médicales, fut concédé par la Commune à l'Université, et inauguré en séance solennelle, sous la présidence de M. le Recteur.

Non, l'École préparatoire de médecine et de pharmacie n'est point éventuelle (1). Elle est même fière de sa force et de son avenir; aujourd'hui tout lui présage sa conversion en Faculté; on a donc l'espérance de voir s'achever le bâtiment qui lui est consacré. Et cette belle œuvre contribuera puissamment à la régénération d'un des quartiers les plus peuplés et les plus importants de la cité.

Conclusions.

De ce qui précède, on doit tirer les conclusions suivantes :

1. — Le pavillon de dissection de l'École est bien tenu et toujours complètement assaini. Tout y est disposé dans le double intérêt de la salubrité et des études.

2. — Jamais les cadavres n'y séjournent au-delà du temps légal.

(1) C'est l'épithète que MM. Monfalcon et de Polinière donnent à l'Ecole de médecine, page 459.

3. — Ce pavillon n'est point un foyer d'émanations putrides.

4. — Il n'a aucune influence fâcheuse sur les habitations les plus voisines.

5. — Le chef des travaux anatomiques, le prosecteur et les élèves y travaillent tout le jour, sans crainte et sans danger.

6. — La position sanitaire du pavillon de l'École est aussi satisfaisante que celle des amphithéâtres de dissection et d'autopsie, créés depuis peu de temps à l'hôpital militaire; avancer le contraire, c'est parler contre l'évidence et la raison.

7. — La salle de dissection de l'École n'est ouverte que pendant l'hiver. Toutes les études anatomiques sont suspendues depuis la fin de mars jusqu'au 15 novembre.

8. — Comparer, sous le rapport de l'insalubrité, la salle de dissection de l'École, avec l'ancienne boucherie, est une accusation irréfléchie.

9. — Partout en France et en Europe, les dissections ont lieu dans les hôpitaux; nulle part, on ne leur a reproché de porter préjudice à la salubrité commune.

10. — Quoi qu'on fasse, un hôpital sera toujours, de fait, une Ecole de médecine. Là, se forment les accoucheurs célèbres, les opérateurs habiles, et les médecins distingués dans la pratique.

11.—L'éducation médicale des élèves se fait pour les malades, et non aux dépens des malades.

12.—Les salles de dissection de l'Hôtel-Dieu, sur lesquelles l'École n'a aucun droit, sont ouvertes toute l'année.

13.—Les travaax indispensables qu'on y fait de temps immémorial, n'ont jamais donné lieu à la moindre plainte.

14.—Éloigner de l'hôpital ces travaux cadavériques, serait les suspendre et se reporter au temps où ils étaient entourés de préjugés et de superstition.

15.—Placer le bâtiment de l'École dans une autre partie de la ville, nuirait aux études et à la discipline.

Cet éloignement ramènerait à l'Hôtel-Dieu toutes les dissections des élèves et toutes les démonstrations organographiques.

16.—Le périmètre sur lequel s'élèvera la Faculté de médecine, loin d'être exigu, présente au contraire une vaste surface, qui permet la construction d'un édifice remarquable par sa position, son étendue et ses convenances.

Les cours y sont vastes, claires et bien aérées.

Les amphithéâtres des leçons se trouveront favorablement disposés.

Les pavillons de dissection et leurs dépendances, établis à la partie la plus élevée du bâtiment, ne pourraient même pas être soupçonnés d'influence délétère.

17.—Afin d'être utile à ceux qui souffrent, le conseil-général des hospices doit continuer à user de tout son pouvoir, pour favoriser l'enseignement de la médecine, et protéger les adeptes qui cultivent cette science.

Lyon, 26 octobre 1846.

SÉNAC,

Directeur de l'Ecole de Médecine et de Pharmacie, professeur de Pathologie médicale, ancien médecin de l'Hôtel-Dieu.

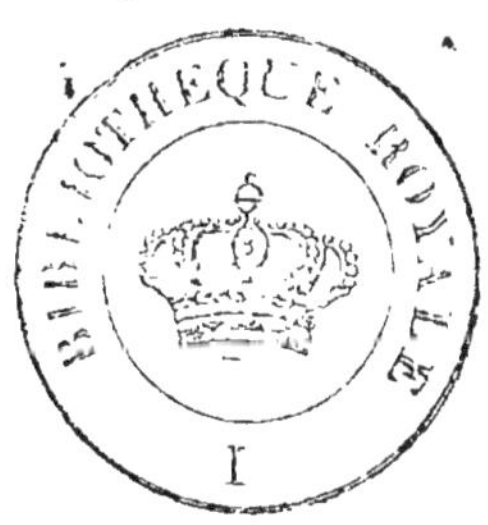

www.ingramcontent.com/pod-product-compliance
Ingram Content Group UK Ltd.
Pitfield, Milton Keynes, MK11 3LW, UK
UKHW020410250726
13967UKWH00006B/2564

9 782013 040419